La dieta que desafía la edad

cómo perder peso y verse más joven después de los 40

Edward Murtagh

Tabla de contenido

Introducción

Bienvenido a "La dieta que desafía la edad: cómo perder peso y lucir más joven después de los 40". Si ha llegado a este punto de su vida en el que busca controlar su peso y recuperar una apariencia juvenil, entonces ha venido al lugar correcto. El envejecimiento es un proceso natural que todos experimentamos, pero no significa que tengamos que resignarnos a sentirnos mayores o con menos confianza en nuestro cuerpo.

Este libro es su guía integral para comprender la profunda conexión entre su dieta, la pérdida de peso y cómo puede recuperar un brillo juvenil después de los 40 años. Profundizaremos en la ciencia detrás del control del peso, explorando el impacto del envejecimiento en nuestros cuerpos. y equiparlo con estrategias prácticas para deshacerse de esos kilos de más mientras rejuvenece su apariencia.

No es ningún secreto que perder peso se vuelve más desafiante a medida que envejecemos. Nuestro metabolismo se ralentiza, se producen cambios hormonales y nuestros cuerpos responden de manera diferente a los alimentos que consumimos. ¡Pero no temas! Este libro está diseñado para empoderar con conocimiento y brindarle una hoja de ruta clara para sortear estos obstáculos de manera efectiva.

Más allá de perder kilos, este libro va más allá de la mentalidad de hacer dieta convencional. Entendemos que el objetivo no es solo lucir más delgado, sino sentirse vibrante, seguro e irradiar energía juvenil. A través de una combinación de principios dietéticos científicamente probados, estrategias de ejercicio y ajustes en el estilo de vida, descubrirá las claves para desbloquear una versión más saludable y juvenil de usted mismo.

El plan de dieta antienvejecimiento descrito en este libro no es una solución rápida ni temporal. Es un enfoque sostenible que tiene como objetivo remodelar su relación con los alimentos, impulsar su metabolismo y ayudarlo a lograr una pérdida de peso duradera. Al incorporar alimentos ricos en nutrientes, participar en rutinas de ejercicio específicas y adoptar cambios esenciales en el estilo de vida, se embarcó en un viaje transformador hacia una persona más vibrante y que desafía la edad.

A lo largo de estas páginas, profundizaremos en la fascinante ciencia detrás de la pérdida de peso, brindándole herramientas prácticas, consejos e ideas para aplicar en su vida diaria. Aprenderá a personalizar su dieta y rutina de ejercicios para satisfacer sus necesidades y preferencias únicas, al mismo tiempo que aborda los desafíos específicos que enfrentan las personas mayores de 40 años.

Lo invitamos a embarcarse en este viaje con nosotros, para recuperar su vitalidad y abrazar la alegría de envejecer con gracia. Con el conocimiento y las estrategias compartidas en este libro, no solo perderá el peso no deseado, sino que también experimentará una renovada sensación de confianza, bienestar y luminosidad que proviene de su interior.

Entonces, embarcamos juntos en esta aventura transformadora. Prepárese para descubrir el poder de la dieta antienvejecimiento y desbloquee todo su potencial para perder peso y lucir más joven después de los 40. Su viaje hacia una persona más saludable y juvenil comienza ahora.

Capítulo 1: Comprender el proceso de envejecimiento

El envejecimiento es una parte natural e inevitable de la vida. A medida que viajamos por la vida, nuestros cuerpos experimentan una serie de cambios biológicos que contribuyen al proceso de envejecimiento. Es importante tener una comprensión clara de estos cambios para abordar de manera efectiva el control del peso y recuperar una apariencia juvenil después de los 40 años.

Disminución del metabolismo: uno de los cambios más significativos es la disminución gradual de la tasa metabólica. Esto significa que el cuerpo quema menos calorías en reposo, por lo que es más fácil ganar peso y más difícil perderlo. Comprender este cambio metabólico es crucial para diseñar una estrategia efectiva para perder peso.

Pérdida muscular: con la edad, se produce una pérdida natural de masa muscular conocida como sarcopenia. Esta disminución del tejido muscular no solo afecta la fuerza y la movilidad, sino que también afecta el metabolismo. Los músculos son metabólicamente activos, lo que significa que queman más calorías que grasa. Por lo tanto, preservar y desarrollar músculo se vuelve cada vez más importante para controlar el peso a medida que envejecemos.

Impacto del envejecimiento en el metabolismo, las hormonas y la composición corporal

Cambios hormonales: las hormonas juegan un papel vital en la regulación de varias funciones corporales, incluido el metabolismo. A medida que envejecemos, la producción y el equilibrio de hormonas pueden verse afectados. Por ejemplo, la menopausia en las mujeres conduce a una disminución de los niveles de estrógeno, lo que puede afectar la composición corporal y la distribución del peso. De manera similar, los hombres experimentan una disminución en los niveles de testosterona, lo que puede afectar la masa muscular y el metabolismo. Comprender estos cambios hormonales nos ayuda a abordar los desafíos relacionados con el peso de manera efectiva.

Cambios en la composición corporal: el envejecimiento a menudo implica cambios en la composición corporal, en particular un aumento de la grasa corporal y una disminución de la masa muscular magra. Este cambio en la composición corporal contribuye a un metabolismo más lento y puede dificultar la pérdida de peso.

Además, la distribución de la grasa puede cambiar y se carga más peso alrededor del abdomen. Este cambio no solo afecta la apariencia, sino que también representa un mayor riesgo de ciertas condiciones de salud, como enfermedades cardiovasculares y diabetes tipo 2.

Desafíos comunes que enfrentan las personas mayores de 40 años

Resistencia a la pérdida de peso: a medida que envejecemos, el cuerpo se vuelve más resistente a los esfuerzos para perder peso. La combinación de un metabolismo más lento, cambios hormonales y cambios en la composición corporal pueden dificultar la eliminación de los kilos de más. Comprender estos desafíos nos permite desarrollar estrategias específicas para superar las metas de pérdida de peso y lograr resultados sostenibles.

Disminución de los niveles de energía: muchas personas mayores de 40 años experimentan una disminución en los niveles de energía, lo que puede afectar la motivación para el ejercicio y la alimentación saludable. Equilibrar los horarios ocupados, las demandas laborales y las responsabilidades familiares se vuelve más desafiante. Encontrar formas prácticas de aumentar la energía y priorizar el cuidado personal es crucial para el éxito en el control del peso.

Factores de estilo de vida: con la edad, las personas a menudo enfrentan desafíos adicionales de estilo de vida que pueden dificultar la pérdida de peso y contribuir al envejecimiento prematuro. Factores como el estrés, los malos hábitos de sueño y un estilo de vida sedentario pueden afectar negativamente el metabolismo y el bienestar general. Identificar y abordar estos factores es esencial para crear un plan eficaz que desafíe la edad.

Efectos de la inflamación crónica: Otro factor importante que influye en el proceso de envejecimiento es la inflamación crónica. A medida que envejecemos, nuestros cuerpos pueden experimentar una inflamación persistente de bajo grado, lo que puede contribuir a varios problemas de salud y acelerar el proceso de envejecimiento. La inflamación crónica puede afectar la función metabólica, obstaculizar los esfuerzos para perder peso y afectar el bienestar general. Comprender el papel de la inflamación en el envejecimiento nos permite adoptar opciones dietéticas y de estilo de vida que combaten la inflamación y promueven una apariencia más juvenil.

Cambios en la absorción y digestión de nutrientes: el envejecimiento puede afectar la capacidad del cuerpo para absorber y digerir los nutrientes de manera efectiva. La reducción de la producción de ácido estomacal, la disminución de la actividad enzimática y los cambios en el microbioma intestinal pueden afectar la absorción de nutrientes, lo que lleva a posibles deficiencias. Estas deficiencias pueden afectar los niveles de energía, el metabolismo y la salud en general. Ser consciente de estos cambios nos ayuda a tomar decisiones dietéticas informadas y considerar la suplementación cuando sea necesario.

Salud ósea y riesgo de osteoporosis: la salud ósea se convierte en una preocupación importante a medida que envejecemos, especialmente para las mujeres. El riesgo de osteoporosis, una condición caracterizada por huesos debilitados y quebradizos, aumenta. Los cambios en los niveles hormonales, las deficiencias de nutrientes y la disminución de la actividad física contribuyen a la pérdida de densidad ósea. Comprender el impacto del envejecimiento en la salud ósea nos permite incorporar estrategias, como una nutrición adecuada y ejercicios con pesas, para mantener huesos fuertes y minimizar el riesgo de fracturas.

Función cognitiva y salud mental: el envejecimiento también puede afectar la función cognitiva y la salud mental. El deterioro de la memoria, la disminución de la flexibilidad cognitiva y un mayor riesgo de trastornos neurodegenerativos son preocupaciones comunes. Además, los problemas de salud mental como el estrés, la ansiedad y la depresión pueden afectar el control del peso y el bienestar general. Reconocer el impacto potencial del envejecimiento en la función cognitiva y la salud mental nos impulsa a adoptar hábitos de estilo de vida que respalden la salud del cerebro, la reducción del estrés y el bienestar emocional.

Al comprender los cambios biológicos, el impacto del envejecimiento en el metabolismo, las hormonas, la composición corporal, la inflamación crónica, la absorción de nutrientes, la salud ósea, la función cognitiva y la salud mental, obtenemos información valiosa sobre la naturaleza multifacética del proceso de envejecimiento. Armados con este conocimiento, ahora podemos profundizar en estrategias prácticas y recomendaciones respaldadas científicamente que lo ayudarán a superar estos desafíos y embarcarse en un viaje exitoso que desafía el envejecimiento. La dieta que desafía la edad está diseñada para abordar estos factores de manera integral, brindándole las herramientas y la orientación necesarias para perder peso y verse más joven después de los 40.

Capítulo 2: La ciencia de la pérdida de peso

Cuando se trata de perder peso, el principio fundamental gira en torno al equilibrio entre las calorías consumidas y las calorías quemadas. Este concepto a menudo se conoce como "calorías que entran versus calorías que salen". Para perder peso, debe crear un déficit de calorías consumiendo menos calorías de las que su cuerpo necesita, lo que lo impulsa a aprovechar la grasa almacenada para obtener energía. Comprender este principio básico sienta las bases para un control de peso eficaz.

Cómo determinar sus necesidades calóricas diarias

Para embarcarse en un viaje exitoso de pérdida de peso, es esencial determinar con precisión sus necesidades calóricas diarias. Varios factores influyen en sus necesidades calóricas, como la edad, el sexo, el peso, la altura, el nivel de actividad y el metabolismo. Calcular su gasto total diario de energía **(TDEE)** puede proporcionar un punto de partida para determinar la ingesta de calorías adecuada para perder peso. Este cálculo tiene en cuenta su tasa metabólica basal **(TMB)** y su nivel de actividad.

Al comprender sus necesidades calóricas diarias, puede adaptar su plan de dieta para crear el déficit de calorías necesario para una pérdida de peso sostenible.

Comprensión de los macronutrientes y su función en el control del peso

Los macronutrientes, incluidos los carbohidratos, las proteínas y las grasas, desempeñan un papel vital en el control del peso y la salud en general. Cada macronutriente tiene funciones específicas e impacta el cuerpo de manera diferente.

Carbohidratos: Los carbohidratos proporcionan energía para el cuerpo. Comprender la diferencia entre carbohidratos simples y complejos y elegir las fuentes correctas puede ayudar a controlar los niveles de azúcar en la sangre, proporcionar energía sostenida y promover la saciedad.

Proteínas: Las proteínas son los componentes básicos del cuerpo y juegan un papel crucial en el mantenimiento y desarrollo de la masa muscular. La ingesta adecuada de proteínas es esencial para preservar la masa muscular magra mientras se pierde peso. La proteína también ayuda a promover la sensación de saciedad y apoya varias funciones corporales.

Grasas: Las grasas dietéticas son esenciales para la producción de hormonas, la absorción de nutrientes y proporcionan una fuente de energía. Comprender la diferencia entre grasas saludables (p. ej., grasas monoinsaturadas, grasas poliinsaturadas) y grasas no saludables (p. ej., grasas saturadas, grasas trans) le permite tomar decisiones informadas para un control óptimo del peso y la salud en general.

Equilibrar la ingesta de macronutrientes en función de sus necesidades individuales es crucial para lograr una pérdida de peso exitosa y un bienestar general. El equilibrio adecuado puede ayudarle a sentirse satisfecho, mantener la masa muscular, respaldar la función metabólica y promover una pérdida de peso sostenible.

Exploración de dietas populares y su eficacia para personas mayores de 40 años

Numerosas dietas han ganado popularidad en los últimos años, cada una con su propio enfoque único para perder peso. Al considerar una dieta, es importante evaluar su compatibilidad con las necesidades específicas de las personas mayores de 40 años. Si bien la eficacia de una dieta puede variar según los factores individuales, hay aspectos clave a considerar:

Densidad de nutrientes: una dieta que se enfoca en alimentos ricos en nutrientes asegura que su cuerpo reciba vitaminas, minerales y antioxidantes esenciales necesarios para un envejecimiento saludable y control de peso.

Flexibilidad y sostenibilidad: el éxito a largo plazo depende de encontrar una dieta que se adapte a su estilo de vida y que sea sostenible a largo plazo. Es importante elegir un plan que permita flexibilidad, promueva una alimentación equilibrada y se pueda adaptar a sus preferencias y necesidades.

Apoyo metabólico: algunas dietas pueden ofrecer ventajas metabólicas para personas mayores de 40 años, como incorporar ayuno intermitente o estrategias que respalden el equilibrio hormonal y la preservación de los músculos.

El papel de la fibra: La fibra es un componente esencial pero que a menudo se pasa por alto en una dieta para bajar de peso. No solo ayuda en la digestión y promueve movimientos intestinales saludables, sino que también contribuye a la saciedad, ayudándote a sentirte lleno por más tiempo. Los alimentos ricos en fibra pueden ayudar a reducir la ingesta total de calorías al frenar los antojos y promover una dieta equilibrada. Comprender los beneficios de la fibra e incorporar a sus planes de comidas puede respaldar sus esfuerzos para perder peso y contribuir a un sistema digestivo más saludable.

El poder de la alimentación consciente: la alimentación consciente es una práctica que implica prestar atención a su experiencia alimentaria, estar presente en el momento y escuchar las señales de hambre y saciedad de su cuerpo. Al practicar la alimentación consciente, puede desarrollar una relación más saludable con los alimentos, evitar comer en exceso y tomar decisiones conscientes que se alineen con sus objetivos de pérdida de peso. La incorporación de técnicas de alimentación consciente en su rutina diaria puede afectar significativamente sus hábitos alimenticios generales y respaldar el éxito a largo plazo.

La importancia de la hidratación: la hidratación adecuada a menudo se subestima cuando se trata de perder peso. Beber una cantidad adecuada de agua no solo ayuda a mantener las funciones corporales óptimas, sino que también puede ayudar a controlar el peso. El agua ayuda a la digestión, reduce la retención de líquidos, apoya el metabolismo e incluso puede ayudar a controlar el apetito. Comprender el papel de la hidratación en su viaje de pérdida de peso y asegurarse de mantenerse adecuadamente hidratado es una estrategia simple pero poderosa para mejorar sus resultados.

Sueño y pérdida de peso: el sueño de calidad juega un papel crucial en el control del peso y la salud en general. La falta de sueño puede alterar las hormonas involucradas en la regulación del apetito, aumentar los antojos de alimentos poco saludables y afectar el metabolismo. Reconocer la importancia del sueño y adoptar buenas prácticas de higiene del sueño puede influir positivamente en sus esfuerzos para perder peso. Priorizar un sueño de calidad no solo respalda su bienestar físico, sino que también contribuirá a una apariencia más juvenil.

El papel de la actividad física: si bien la nutrición es un aspecto fundamental de la pérdida de peso, la incorporación de la actividad física es igualmente importante. El ejercicio regular no solo ayuda a quemar calorías, sino que también preserva la masa muscular, apoya el metabolismo y mejora el bienestar general. Encontrar actividades físicas que disfrute e incorporarlas a su rutina diaria puede impulsar la pérdida de peso, mejorar la composición corporal y promover un estilo de vida más joven y enérgico.

Capítulo 3: El plan de dieta que desafía la edad

Al embarcarse en la Dieta Antienvejecimiento, es esencial establecer objetivos de pérdida de peso realistas y alcanzables. Considere factores como su peso actual, composición corporal, estilo de vida y estado de salud. Al establecer objetivos realistas, puede mantener la motivación y el enfoque a lo largo de su viaje, logrando finalmente una pérdida de peso sostenible y una apariencia más juvenil.

Adaptar la dieta a las necesidades y preferencias individuales

Cada individuo es único, con diferentes necesidades y preferencias dietéticas. La dieta que desafía la edad enfatiza la importancia de adaptar el plan a sus necesidades individuales. Tenga en cuenta sus antecedentes culturales, sensibilidades alimentarias, alergias y preferencias personales al diseñar su plan de comidas. Al personalizar la dieta según sus necesidades, le resultará más fácil adherirse y disfrutar el proceso de comer de manera saludable.

Incorporación de alimentos ricos en nutrientes para una salud y vitalidad óptimas

Los alimentos ricos en nutrientes deben ser la base de la dieta antienvejecimiento. Concéntrese en incorporar una variedad de frutas, verduras, granos integrales, proteínas magras y grasas saludables en sus comidas. Estos alimentos son ricos en vitaminas, minerales, antioxidantes y fitoquímicos esenciales que respaldan la salud general, aumentan la vitalidad y combaten los signos del envejecimiento.

Estrategias para el control de las porciones y la alimentación consciente

El control de las porciones y la alimentación consciente juegan un papel crucial para lograr la pérdida de peso y mantener una apariencia juvenil. Practique el control de las porciones siendo consciente de los tamaños de las porciones y utilizando señales visuales para guiar la composición de su plato. Además, cultive hábitos alimenticios conscientes saboreando cada bocado, comiendo despacio y prestando atención a las señales de hambre y saciedad de su cuerpo. Al incorporar estas estrategias, se puede evitar comer en exceso, cultivar una relación más saludable con la comida y apoyar el control del peso.

Hidratación y la importancia de la ingesta de agua

La hidratación adecuada es vital para la salud general, el control del peso y una apariencia juvenil. Beba una cantidad adecuada de agua durante todo el día para apoyar la digestión, el metabolismo y la desintoxicación. El agua también ayuda a suprimir el apetito, reducir la retención de líquidos y promover una piel sana. Acostúmbrate a llevar una botella de agua contigo y bebe agua regularmente para asegurarte de mantenerte adecuadamente hidratado.

Consejos para la planificación y preparación de comidas

La planificación y preparación de las comidas son la clave del éxito en la Dieta Antienvejecimiento. Reserve tiempo cada semana para planificar sus comidas, crear una lista de compras y preparar comidas y refrigerios nutritivos con anticipación. Esto lo ayuda a mantenerse organizado, evitar elecciones de alimentos poco saludables y mantener la consistencia en su dieta. Experimente con nuevas recetas, incorpore una variedad de sabores y asegúrese de que sus comidas sean equilibradas y satisfactorias.

Manejar los antojos y comer emocionalmente

Los antojos y el comer emocional pueden plantear desafíos para el control del peso y el bienestar general. Desarrolle estrategias para manejar los antojos de manera efectiva, como encontrar alternativas más saludables para satisfacer sus antojos, practicar técnicas de manejo del estrés y buscar el apoyo de sus seres queridos o profesionales cuando sea necesario. Al abordar los desencadenantes emocionales y encontrar mecanismos de afrontamiento alternativos, puede mantener el control sobre sus elecciones de alimentos y evitar contratiempos en su viaje que desafía la edad.

Al establecer metas realistas, personalizar la dieta según sus necesidades, incorporar alimentos ricos en nutrientes, practicar el control de las porciones y la alimentación consciente, priorizar la hidratación, dominar la planificación y preparación de comidas y controlar los antojos y la alimentación emocional, estará bien encaminado para lograr pérdida de peso y recuperar una apariencia juvenil y vibrante. ¡Prepárate para adoptar una versión más activa y enérgica de ti!

Capítulo 4: Ejercicio para bajar de peso y tener una apariencia juvenil

El ejercicio juega un papel vital en el control del peso, complementando el aspecto dietético de la Dieta Antienvejecimiento. La actividad física regular ayuda a crear un déficit de calorías, quemar grasa, desarrollar masa muscular magra y mejorar la composición corporal en general. Hacer ejercicio también estimula el metabolismo, mejora el gasto de energía y apoya el mantenimiento del peso a largo plazo. Comprender la importancia del ejercicio en su proceso de pérdida de peso lo capacitará para lograr resultados óptimos y una apariencia más juvenil.

Crear una rutina de ejercicios que se adapte a su estilo de vida

Al diseñar una rutina de ejercicios, es crucial considerar su estilo de vida, preferencias y tiempo disponible. Apunte a la consistencia seleccionando actividades que disfrute y que encajen perfectamente en su rutina diaria. Ya sea que vaya al gimnasio, participe en clases grupales de acondicionamiento físico, haga caminatas rápidas o participe en actividades al aire libre, encuentre un régimen de ejercicios que pueda mantener a largo plazo. Adaptar la rutina a su estilo de vida asegura que el ejercicio se convierta en una parte placentera e integral de su estilo de vida que desafía la edad.

Entrenamiento de fuerza para el mantenimiento muscular y el aumento del metabolismo.

El entrenamiento de fuerza es un componente clave del ejercicio para perder peso y mantener una apariencia juvenil. A medida que envejecemos, perdemos masa muscular de forma natural, lo que puede ralentizar el metabolismo y contribuir al aumento de peso. La incorporación de ejercicios de entrenamiento de fuerza, como el levantamiento de pesas o el uso de bandas de resistencia, ayuda a preservar y desarrollar los músculos, aumentar el metabolismo y mejorar la composición corporal. El entrenamiento de fuerza también promueve la salud ósea, mejora el estado físico funcional y aumenta la fuerza y la vitalidad en general.

Ejercicios cardiovasculares para quemar grasa y para la salud del corazón

Los ejercicios cardiovasculares son esenciales para quemar calorías, aumentar la resistencia y promover la salud del corazón. Actividades como correr, andar en bicicleta, nadar o usar máquinas cardiovasculares elevan el ritmo cardíaco y estimulan la quema de grasa. Participar en ejercicios cardiovasculares regulares mejora la condición cardiovascular, ayuda a perder peso y mejora el bienestar general. Elija ejercicios que disfrute y varíe su rutina para mantenerla desafiante y emocionante.

Incorporación de ejercicios de flexibilidad y equilibrio para el estado físico general

Los ejercicios de flexibilidad y equilibrio a menudo se pasan por alto, pero son cruciales para el estado físico general y para mantener la movilidad a medida que envejecemos. Incorporar actividades como yoga, Pilates, rutinas de estiramiento o tai chi ayuda a mejorar la flexibilidad, el rango de movimiento y la postura. Estos ejercicios también mejoran el equilibrio, la estabilidad y reducen el riesgo de caídas, promoviendo una apariencia más juvenil y segura. Trate de incluir ejercicios de flexibilidad y equilibrio como parte de su rutina de ejercicios semanal para una condición física integral.

Incorporación de HIIT (entrenamiento de intervalos de alta intensidad): HIIT es una técnica de ejercicio popular que consiste en alternar entre ráfagas cortas de actividad intensa y períodos de descanso o de menor intensidad. Los entrenamientos HIIT son eficientes y efectivos en el tiempo, lo que los hace ideales para personas con agendas ocupadas. Estas ráfagas de alta intensidad estimulan la quema de grasa, mejoran el estado cardiovascular y estimulan el metabolismo. Agregar entrenamientos HIIT a su rutina de ejercicios puede proporcionar una quema de calorías adicional y acelerar sus esfuerzos para perder peso.

Ejercicios de mente y cuerpo para reducir el estrés: el estrés puede tener un impacto significativo en el control del peso y el proceso de envejecimiento. La incorporación de ejercicios para la mente y el cuerpo, como el yoga, la meditación o el tai chi, en su rutina puede ayudar a reducir los niveles de estrés, promover la relajación y mejorar el bienestar general. Estos ejercicios no solo contribuyen a una apariencia más juvenil, sino que también respaldan la claridad mental, el equilibrio emocional y un mejor sueño, lo que mejora aún más su viaje contra el envejecimiento.

Mantenerse activo durante todo el día: Además de las sesiones de ejercicio dedicadas, es esencial encontrar maneras de mantenerse activo durante todo el día. Incorpore más movimiento a su rutina diaria tomando descansos regulares para estirarse, optando por escaleras en lugar de ascensores, caminando o montando en bicicleta para hacer mandados cortos y participando en actividades que impliquen esfuerzo físico. Estos simples cambios en el estilo de vida pueden aumentar su gasto total de energía, mejorar la circulación y respaldar sus objetivos de pérdida de peso y antienvejecimiento.

Búsqueda de orientación profesional: si es nuevo en el ejercicio o tiene problemas de salud específicos, se recomienda consultar con un profesional de la salud o un entrenador físico certificado. Pueden evaluar sus necesidades individuales, brindarle orientación sobre los ejercicios apropiados y ayudarlo a crear un plan de ejercicios seguro y efectivo. Buscar orientación profesional garantiza que optimice sus entrenamientos, prevenga lesiones y aproveche al máximo su rutina de ejercicios que desafía la edad.

Capítulo 5: Factores de estilo de vida para el éxito que desafía la edad

La calidad del sueño es un componente crítico de un estilo de vida que desafía la edad. La falta de sueño puede alterar el equilibrio hormonal, aumentar los antojos de alimentos poco saludables y afectar negativamente el metabolismo. El sueño inadecuado también puede provocar aumento de peso, inflamación y una tez apagada. Priorizar la calidad del sueño mediante el establecimiento de un horario de sueño constante, la creación de una rutina relajante a la hora de acostarse y la optimización del ambiente para dormir puede promover la pérdida de peso, mejorar el bienestar general y contribuir a una apariencia más juvenil.

Manejo del estrés y su conexión con el aumento de peso y el envejecimiento

El estrés crónico puede sabotear sus esfuerzos para desafiar la edad al desencadenar una alimentación emocional, alterar el equilibrio hormonal y promover el aumento de peso. Además, el estrés acelera el proceso de envejecimiento al aumentar el estrés oxidativo y la inflamación en el cuerpo. La incorporación de técnicas de manejo del estrés como la meditación consciente, los ejercicios de respiración profunda, la actividad física regular y la participación en pasatiempos o actividades que traen alegría pueden ayudar a reducir los niveles de estrés, apoyar el control del peso y promover una apariencia juvenil y vibrante.

Evitar o minimizar el alcohol y sus efectos sobre el metabolismo y la piel

Si bien el consumo moderado de alcohol puede tener algunos beneficios para la salud, el consumo excesivo de alcohol puede afectar negativamente la pérdida de peso y el envejecimiento. El alcohol tiene un alto contenido de calorías vacías, contribuye al almacenamiento de grasa y afecta el metabolismo. También puede deshidratar el cuerpo, lo que lleva a una piel opaca y seca. Minimizar el consumo de alcohol u optar por alternativas más saludables puede ayudar a controlar el peso, promover una tez juvenil y contribuir al bienestar general.

Estrategias para dejar de fumar y su impacto positivo en el envejecimiento

Fumar acelera el proceso de envejecimiento y plantea numerosos riesgos para la salud. Daña la piel, contribuye a las arrugas y al envejecimiento prematuro, y aumenta el riesgo de diversas enfermedades. Dejar de fumar es uno de los pasos más importantes que puede tomar para desafiar el envejecimiento. Busque el apoyo de los profesionales de la salud, únase a los programas para dejar de fumar y adopte estrategias como la terapia de reemplazo de nicotina, la terapia conductual y la búsqueda de hábitos más saludables para reemplazar el tabaquismo. Dejar de fumar no solo mejora su salud en general, sino que también mejora su apariencia y promueve una imagen más juvenil.

Los beneficios del apoyo social y la rendición de cuentas

El apoyo social y la responsabilidad juegan un papel crucial en el mantenimiento de la motivación y el logro del éxito que desafía la edad. Rodéate de una red de apoyo de amigos, familiares o personas de ideas afines que compartan tus objetivos. Participar en actividades grupales, unirse a clases o clubes de acondicionamiento físico o buscar comunidades en línea puede brindar aliento, motivación y un sentido de responsabilidad.

Compartir su viaje con otros, celebrar hitos juntos y recibir apoyo durante tiempos difíciles puede mejorar significativamente su capacidad para mantener hábitos saludables y lograr resultados duraderos.

Cuidado de la piel y protección solar: Cuidar la piel es un aspecto esencial del viaje que desafía la edad. Proteger su piel de los efectos dañinos del sol puede prevenir el envejecimiento prematuro, las arrugas y la decoloración de la piel. Asegúrese de usar protector solar con un amplio espectro de protección, use ropa protectora y limite la exposición al sol durante las horas pico. Además, establezca una rutina de cuidado de la piel que incluya limpieza, hidratación y uso de productos con propiedades antioxidantes y antienvejecimiento. Exfoliar e hidratar tu piel con regularidad ayudará a mantener su brillo juvenil y minimizará la aparición de líneas finas y arrugas.

Prácticas de cuidado personal: Priorizar el cuidado personal es crucial para el bienestar general y para mantener una apariencia juvenil. Participe en actividades que promuevan la relajación, reducen el estrés y mejoren su sentido de alegría y satisfacción. Esto podría incluir practicar la meditación, disfrutar de pasatiempos, pasar tiempo en la naturaleza, tomar baños relajantes o mimarse con masajes o tratamientos faciales. Las actividades de cuidado personal nutren su mente, cuerpo y espíritu, apoyando una mentalidad positiva y un resplandor juvenil.

Higiene y cuidado dental: las buenas prácticas de higiene y el cuidado dental adecuado contribuyen a una apariencia juvenil. Mantenga rutinas regulares de higiene bucal, incluido el cepillado, el uso de hilo dental y las visitas al dentista para chequeos y limpiezas. El cuidado de sus dientes y encías no solo mejora su sonrisa, sino que también respalda la salud y la confianza en general.

Bienestar mental y emocional: Cultivar el bienestar mental y emocional es vital para el éxito que desafía la edad. Practique el pensamiento positivo, la gratitud y la autocompasión. Participe en actividades que promuevan la claridad mental y la relajación, como llevar un diario, practicar la atención plena o buscar terapia o asesoramiento cuando sea necesario. Nutrir su salud mental y emocional respalda una perspectiva positiva, reduce el estrés y mejora su viaje general contra el envejecimiento.

Aprendizaje y crecimiento continuos: un compromiso con el

aprendizaje permanente y el crecimiento personal puede mantener su mente aguda y su perspectiva juvenil. Participe en actividades que lo desafíen intelectualmente, como leer, tomar cursos o explorar nuevos pasatiempos. Abrazar nuevas experiencias y expandir su conocimiento no solo promueve la salud cognitiva sino que también mejora su vitalidad y entusiasmo por la vida.

Capítulo 6: Superando mesetas y desafíos

Las metas de pérdida de peso pueden ser frustrantes, pero son una ocurrencia común en cualquier viaje de pérdida de peso. Para romper estancamientos, considere incorporar las siguientes estrategias:

Ajuste su consumo de calorías: Vuelva a evaluar sus necesidades calóricas diarias e haga pequeños ajustes para crear un déficit de calorías. Esto se puede hacer reduciendo el tamaño de las porciones, aumentando la actividad física o incorporando el ayuno intermitente.

Cambie su rutina de ejercicios: Varíe sus entrenamientos probando nuevas actividades o aumentando la intensidad o la duración de sus ejercicios actuales. Esto desafía a tu cuerpo y ayuda a superar la meseta.

Concéntrese en el entrenamiento de fuerza: incorpore el entrenamiento de resistencia para desarrollar masa muscular magra. El músculo quema más calorías en reposo, lo que puede ayudar a impulsar su metabolismo y romper las mesetas.

Mantenga un diario de alimentación y ejercicio: Realice un seguimiento de sus comidas, meriendas y ejercicio para identificar cualquier patrón o área de mejora. Esto lo ayuda a mantenerse responsable y hacer los ajustes necesarios.

Lidiando con los cambios hormonales y su impacto en el peso

Los cambios hormonales que ocurren con la edad pueden afectar el control del peso. Las hormonas como el estrógeno y la testosterona disminuyen, mientras que la sensibilidad a la insulina puede verse alterada. Para abordar los cambios hormonales y su impacto en el peso:

Concéntrese en una dieta balanceada: opte por alimentos ricos en nutrientes, incluidos granos integrales, proteínas magras, frutas, verduras y grasas saludables. Esto apoya la regulación hormonal y el bienestar general.

Prioriza el manejo del estrés: el estrés crónico puede alterar el equilibrio hormonal. Incorpore técnicas de reducción del estrés como la meditación, el yoga o ejercicios de respiración profunda en su rutina diaria.

Consulte a un profesional de la salud: si sospecha que los desequilibrios hormonales están afectando su peso, consulte a un profesional de la salud que se especialice en terapia hormonal o endocrinología. Pueden proporcionar orientación y recomendaciones personalizadas.

Mantener la motivación y no perder el rumbo

Mantener la motivación es crucial para el éxito a largo plazo. Para mantenerse motivado y encaminado:

Establezca objetivos realistas y alcanzables: divida su objetivo general de pérdida de peso en hitos más pequeños y manejables. Celebre cada logro, lo que ayuda a mantener la motivación.

Encuentre un socio responsable: comparta sus metas con un amigo, familiar o únase a un grupo de apoyo. Tener a alguien con quien compartir su viaje proporciona apoyo y responsabilidad.

Prémiate a sí mismo: disfrute de recompensas no alimentarias por alcanzar hitos o mantener hábitos saludables. Esto refuerza los comportamientos positivos y te mantiene motivado.

Realice un seguimiento del progreso: Realice un seguimiento de su progreso utilizando medidas, fotos o un diario de pérdida de peso. Ver sus logros puede aumentar la motivación y proporcionar un recordatorio visual de lo lejos que ha llegado.

Manejo de reveses y superación de obstáculos

Los contratiempos y los obstáculos son parte de cualquier viaje, pero no tienen por qué descarrilar tu progreso. Para manejar contratiempos y superar obstáculos:

Practica la autocompasión: sé amable contigo mismo y reconoce que los contratiempos ocurren. Aprende de ellos y utilízalos como oportunidades de crecimiento.

Resuelva problemas y adáptese: identifique los desafíos que enfrenta y haga una lluvia de ideas sobre posibles soluciones. Sea flexible y abierto a ajustar su enfoque si es necesario.

Busque apoyo: comuníquese con su red de apoyo para recibir aliento y consejos cuando enfrente obstáculos. Pueden proporcionar una perspectiva y ayudarlo a superar los desafíos.

Manténgase enfocado en su por qué: recuérdese las razones por las que se embarcó en este viaje que desafía la edad. Mantenga sus objetivos y motivaciones al frente de su mente para mantenerse determinado y resistente.

Al implementar estrategias para superar los estancamientos, lidiar con los cambios hormonales, mantener la motivación y manejar los contratiempos, estará equipado para superar los desafíos y continuar progresando en su viaje que desafía la edad.

Capítulo 7: Nutrir la piel y la apariencia juvenil

La nutrición juega un papel importante en el mantenimiento de una piel joven y radiante. La nutrición óptima apoya la producción de colágeno, combate el estrés oxidativo y mejora la elasticidad de la piel. Concéntrese en incorporar alimentos ricos en nutrientes como frutas, verduras, proteínas magras, granos integrales y grasas saludables en su dieta. Estos alimentos proporcionan vitaminas, minerales y antioxidantes esenciales que promueven la salud y el rejuvenecimiento de la piel.

Incorporar alimentos ricos en antioxidantes para un brillo juvenil

Los antioxidantes son compuestos poderosos que protegen la piel de los radicales libres y el estrés oxidativo, que contribuyen al envejecimiento prematuro. Incluya alimentos ricos en antioxidantes en su dieta, como bayas, verduras de hoja verde, frutas cítricas, nueces y semillas. Estos alimentos proporcionan una amplia gama de antioxidantes que combaten el daño de la piel, aumentan la producción de colágeno y promueven un brillo juvenil.

Consejos de higiene y cuidado de la piel para una piel de aspecto vibrante

Mantener una higiene adecuada y adoptar una rutina de cuidado de la piel eficaz son claves para nutrir una piel joven. Siga estos consejos para una piel de aspecto vibrante:

Limpie suavemente: use un limpiador suave que se adapte a su tipo de piel para eliminar la suciedad, el aceite y las impurezas sin eliminar los aceites naturales.

Hidrata todos los días: aplica una crema hidratante que se adapte a tu tipo de piel para mantenerla hidratada y flexible. Busque productos con ingredientes como ácido hialurónico, ceramidas y antioxidantes.

Exfóliate regularmente: La exfoliación ayuda a eliminar las células muertas de la piel, promueve la renovación celular y revela una piel fresca y brillante. Elige un exfoliante suave e incorporarlo a tu rutina de cuidado de la piel una o dos veces por semana.

Protéjase contra el daño ambiental: Proteja su piel de los contaminantes y agresores ambientales usando productos con antioxidantes y creando una barrera con humectantes y protectores solares.

Importancia de la protección solar y la protección contra los rayos UV

Los rayos UV del sol son uno de los principales contribuyentes al envejecimiento de la piel. Proteger su piel del daño de los rayos UV es crucial para mantener una apariencia juvenil. Siga estas pautas:

Use protector solar todos los días: aplique un protector solar de amplio espectro con un SPF de al menos 30 en todas las áreas expuestas de su piel, incluida la cara, el cuello y las manos. Vuelva a aplicar cada dos horas y con más frecuencia si está sudando o nadando.

Busque la sombra: limite su exposición al sol durante las horas pico (generalmente entre las 10 a. m. y las 4 p. m.) cuando los rayos del sol son más fuertes.

Use ropa protectora: Cúbrase la piel con sombreros, anteojos de sol y ropa que brinde protección contra el sol, como mangas largas y pantalones hechos de telas tupidas.

Otros factores del estilo de vida para promover una apariencia juvenil

Además de la nutrición y el cuidado de la piel, ciertos factores del estilo de vida contribuyen a una apariencia juvenil:

Manténgase hidratado: Beba una cantidad adecuada de agua durante todo el día para mantener su piel hidratada y tersa.

Haga ejercicio regularmente: Realice actividad física regular para mejorar la circulación sanguínea, promover una piel saludable y mejorar su apariencia general.

Controle el estrés: el estrés crónico puede contribuir al envejecimiento prematuro. Incorpore técnicas de manejo del estrés como la meditación, el yoga o la participación en actividades que disfrute para reducir los niveles de estrés.

Evite fumar y el consumo excesivo de alcohol: Fumar y el consumo excesivo de alcohol pueden acelerar el envejecimiento de la piel. Dejar de fumar y moderar el consumo de alcohol puede tener un impacto positivo en su apariencia.

Capítulo 8: Adoptar el estilo de vida que desafía la edad

Alcanzar sus objetivos de pérdida de peso es solo el comienzo. Para mantener su progreso y adoptar el estilo de vida que desafía la edad, es esencial adoptar estrategias de control de peso a largo plazo. Considera lo siguiente:

Concéntrese en cambios sostenibles: cambie su mentalidad de soluciones a corto plazo a hábitos sostenibles. Realice cambios graduales en sus hábitos alimenticios y de ejercicio que pueda mantener a largo plazo.

Practique el control de las porciones: aprenda a escuchar las señales de hambre y saciedad de su cuerpo y practique el control de las porciones. Preste atención al tamaño de las porciones y elija alimentos ricos en nutrientes para apoyar su salud general y control de peso.

Evalúe y reajuste regularmente: evalúe continuamente su progreso y ajustar su enfoque según sea necesario. El control del peso es un proceso continuo, y lo que funcionó inicialmente puede necesitar modificaciones con el tiempo.

Hábitos alimentarios sostenibles para resultados duraderos

Los hábitos alimenticios juegan un papel importante en el mantenimiento de un estilo de vida joven y saludable. Para establecer hábitos alimentarios sostenibles:

Priorice los alimentos integrales: opte por alimentos integrales sin procesar como base de su dieta. Incluya una variedad de frutas, verduras, proteínas magras, granos integrales y grasas saludables.

Practique la alimentación consciente: preste atención a su experiencia alimentaria, saboree cada bocado y escuche las señales de hambre y saciedad de su cuerpo. Esto te ayuda a tomar decisiones conscientes y a mantener una relación saludable con la comida.

Incorpore equilibrio y moderación: permítase flexibilidad y disfrute de una amplia variedad de alimentos con moderación. Equilibre sus comidas con una mezcla de macronutrientes y practique la indulgencia consciente sin culpa.

El papel del cuidado personal en el mantenimiento de una mentalidad juvenil

El cuidado personal no se trata solo de mimarse, es un componente vital para mantener una mentalidad juvenil y un bienestar general. Adopte prácticas de autocuidado para respaldar su viaje que desafía la edad:

Priorice el sueño: el sueño de calidad es crucial para una salud y un rejuvenecimiento óptimos. Cree una rutina de sueño que le permita obtener suficiente sueño reparador cada noche.

Participe en actividades para reducir el estrés: incorpore actividades para reducir el estrés, como meditación, yoga, ejercicios de respiración profunda o pasatiempos que le brinden alegría y relajación.

Cultiva la autocompasión: sé amable contigo mismo, practica la autoaceptación y abraza tu viaje con paciencia y amor propio. Trátese con el mismo cuidado y compasión que le mostraría a un ser querido.

Celebrar los logros y recompensarse a sí mismo

Celebre sus logros a lo largo del viaje que desafía la edad para mantenerse motivado e inspirado. Reconozca y recompense por alcanzar hitos, mantener hábitos saludables o alcanzar metas personales. Las recompensas pueden no estar relacionadas con la comida, como darte un masaje, tomarte un día libre para cuidarte o dedicarte a un pasatiempo que disfrutas.

Abrazar el viaje de envejecer con gracia

El envejecimiento es un proceso natural, y aceptarlo con gracia y positividad es esencial para el estilo de vida que desafía la edad. Adopte la sabiduría y las experiencias que vienen con la edad y concéntrese en vivir una vida plena y significativa. Cultiva la gratitud, mantén una mentalidad positiva y rodéate de relaciones que te apoyen y te animen.

Conclusión

A lo largo de este libro, hemos explorado la dieta y el estilo de vida que desafían el envejecimiento, brindándole conocimientos y herramientas para perder peso, lucir más joven y adoptar una vida vibrante y plena después de los 40. Recapitulemos los puntos clave:

Comprender el proceso de envejecimiento: reconozca los cambios biológicos que ocurren con la edad y cómo afectan su metabolismo, hormonas y composición corporal. Reconozca los desafíos comunes que enfrentan las personas mayores de 40 años y acérquese a ellos con una mentalidad positiva.

La ciencia de la pérdida de peso: comprenda los fundamentos de la pérdida de peso, incluido el concepto de calorías que entran y calorías que salen. Determine sus necesidades calóricas diarias y comprenda el papel de los macronutrientes en el control del peso. Explore dietas populares y elija un enfoque que se adapte a sus necesidades y preferencias.

El plan de dieta que desafía la edad: establece objetivos de pérdida de peso realistas y adapte la dieta a sus necesidades individuales. Incorpore alimentos ricos en nutrientes para una salud y vitalidad óptimas. Practique el control de porciones y la alimentación consciente, priorice la hidratación y domine la planificación y preparación de comidas. Aprenda a manejar los antojos y el comer emocional de manera efectiva.

Ejercicio para perder peso y una apariencia juvenil: reconozca el papel del ejercicio en el control del peso y cree una rutina de ejercicios que se adapte a su estilo de vida. Haga hincapié en el entrenamiento de fuerza para el mantenimiento de los músculos y el aumento del metabolismo, participe en ejercicios cardiovasculares para quemar grasa y para la salud del corazón, e incorpore ejercicios de flexibilidad y equilibrio para el estado físico general.

Factores de estilo de vida para el éxito que desafía la edad: comprender la importancia de la calidad del sueño, el manejo del estrés, minimizar el consumo de alcohol y dejar de fumar. Aproveche los beneficios del apoyo social y la responsabilidad de mantener un estilo de vida saludable.

Nutrir la piel y la apariencia juvenil: utilice la nutrición para apoyar la salud y el rejuvenecimiento de la piel. Incorpore alimentos ricos en antioxidantes, practique una buena higiene y cuidado de la piel, priorice el protector solar y la protección contra el daño de los rayos UV, y adopte otros factores de estilo de vida para promover una apariencia juvenil.

Superación de estancamientos y desafíos: implemente estrategias para superar los estancamientos de pérdida de peso, lidiar con los cambios hormonales, mantener la motivación y superar los contratiempos.

Adoptar el estilo de vida que desafía la edad: concéntrese en estrategias de control de peso a largo plazo, hábitos alimentarios sostenibles, cuidado personal, celebración de logros y aceptación del viaje del envejecimiento con gracia.

Palabras finales de aliento e inspiración

Cuando llegue al final de este libro, recuerde que tiene el poder de transformar su vida y desafiar las limitaciones que a menudo se asocian con el envejecimiento. La edad es solo un número, y con la mentalidad, el conocimiento y el compromiso correctos, puede lograr resultados notables.

Adopte la dieta y el estilo de vida que desafían la edad como un viaje, no como un destino. Sé paciente y amable contigo mismo en el camino, celebra cada pequeña victoria y aprende de cualquier desafío que encuentres. Manténgase motivado, siga aprendiendo y adapte su enfoque según sea necesario.

Tienes la capacidad de crear una vida llena de vitalidad, confianza y belleza atemporal. Cree en ti mismo, confía en el proceso y deja que tus nuevos conocimientos te guíen hacia una versión más saludable, feliz y juvenil de ti mismo.

Recuerde, el estilo de vida que desafía la edad no se trata de la perfección sino del progreso. Acepta los cambios que haces, tanto internos como externos, y disfruta de la alegría de sentirte vibrante y vivo. Tu edad no te define; es simplemente una parte de tu increíble viaje.

Ahora es el momento de embarcarse en su viaje que desafía la edad. Toma lo que ha aprendido de este libro y póngalo en acción. Abraza el poder dentro de ti para transformar tu cuerpo, nutrir tu mente e irradiar juventud. Cree en ti mismo y nunca olvides que tienes la capacidad de lograr cualquier cosa que te propongas.

Te deseo una vida llena de salud, felicidad y eterna juventud. Adopte la dieta y el estilo de vida que desafían la edad, y deje que su belleza brille de adentro hacia afuera. Eres capaz, eres resistente y estás listo para abrazar las posibilidades ilimitadas que se avecinan. ¡Aquí está un futuro vibrante y que desafía la edad!